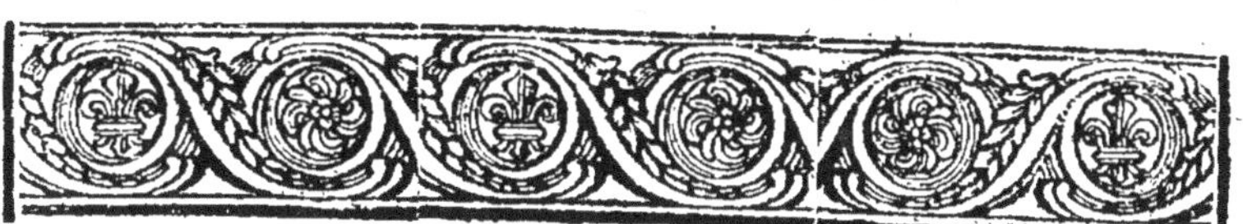

ÉTAT GÉNÉRAL

DES

ÉLÈVES

Qui fréquentent l'École Royale gratuite
de Deſſin, au 1.er Septembre 1782.

ARCHITECTURE.

LUNDI & JEUDI.

Exercices.	Noms des Élèves.	Exercices.	Noms des Élèves.
1.	Aublé.	2.	Alexandre.
1.	Alavoine.	1.	Berthaud *cadet.*
2.	Allain, *Cenſeur.*	1.	Bardaux.
2.	Autrichy.	1.	Brian.
2.	André.	1.	Beſſon.
2.	Angomard.	1.	Bouquet.

A

Exercices. Noms des Élèves. | Exercices. Noms des Élèves.

1. Balez.
1. Berthaud *l'aîné.*
1. Brochin.
2. Berrier.
2. Bachard.
2. Bichebois.
2. Boudier.
3. Buisson.
3. Boussard.
3. Berret.
2. Baron.
4. Baudouin.
1. Baquoy.
3. Blondis.
1. Bezanson.
3. Bonissent.
3. Boudin.
3. Bergognion.
3. Buclin.
3. Blin.
3. Braudel
3. Baudinot.
3. Bourgeois.

3. Blasson.
3. Barbé
4. Bellet.
4. Boucharainc.
4. Bost.
4. Boulanger.
4. Balduc.
4. Bardou.
4. Bachelier.
4. Besnard.
3. Blondeau.
2. Bernard.
3. Bailly.
1. Battas.
2. Bence.
1. Croisey *l'aîné.*
1. Cailleux.
1. Chatelain.
1. Cornisset.
1. Chamot.
2. Canaple.
2. Canu.
2. Crouy.

Exercices.	Noms des Élèves.	Exercices.	Noms des Élèves.
2.	Clément.	1.	Deschamps *l'aîné.*
3.	Courteille.	1.	Delaplace.
3.	Cordelle.	1.	Desprez.
3.	Carraque.	1.	Desprez *l'aîné.*
3.	Clouet.	2.	Durand.
3.	Croisey *cadet.*	2.	Dutoit.
3.	Coussin.	2.	Delbassée.
3.	Colas.	2.	Dubois.
3.	Crépinet.	2.	Ducarre *cadet.*
3.	Cresson.	2.	Dufour.
4.	Chamberland.	2.	Depresse.
4.	Coutellier.	3.	Descressins.
2.	Cottin de Cour-gelle.	3.	Douetil.
		3.	Debaude.
1.	Chauvain.	3.	Dufaut.
2.	Chapsal.	3.	Deleau.
1.	Duteil , *Censeur.*	3.	Deshayes.
1.	Desbordes.	4.	Delagorse.
1.	Deschamps.	4.	Dupant.
1.	Doucet.	5.	Devilleneuve.
1.	David.	4.	Dupuis.
1.	Davencens.	4.	Ducarre *l'aîné.*
1.	Draux.	4.	Desbœuf.

Exercices.	Noms des Élèves.	Exercices.	Noms des Élèves.
3.	Dhautel.	1.	Gagarin.
4.	Darnault.	1.	Georget.
2.	Éche.	2.	Galipe.
1.	François.	2.	Garnier.
1.	Francey.	3.	Graindorge.
1,	Francey *l'aîné.*	2.	Gineste.
1.	Feſſard.	2.	Gérard.
1.	Fuſſy.	3.	Goquely *l'aîné.*
1.	Feval.	3.	Guyot.
2.	Foin.	3.	Gépez.
2.	Fiancette.	3.	Galmiche.
2.	Frankſon.	3.	Givry.
2.	Foiſotte.	3.	Goberlet.
3.	Fabre.	4.	Guilliet.
3.	Famechon.	4.	Guéneau.
4.	Fauvet.	4.	Gérard.
4.	Fontaine, *Cenſeur.*	4.	Gonet.
1.	Goujon.	2.	Gaultier de Chif-freville.
1.	Georget.	1.	Girard.
1.	Gérard.	2.	Huré.
1.	Gouche.	1.	Hurtrel.
1.	Ginelin.	1.	Hénain.
1.	Garneſſon.		

Exercices.	Noms des Élèves.	Exercices.	Noms des Élèves.
1.	Hageau.	1.	Lordeaux.
1.	Hinfant.	1.	Lorant.
2.	Henry.	1.	Lacour.
2.	Hurson.	1.	Larue.
2.	Huguenin.	1.	Laurent.
2.	Hornet.	1.	Lemaître.
2.	Haffenfratz.	5.	Levaffeur.
2.	Humaire.	1.	Lemoine.
2.	Hubault.	1.	Lecointe.
3.	Henry.	1.	Laferté.
3.	Huffon.	1.	Leblanc.
4	Huë.	1.	Lapoftole.
4.	Héloin.	1.	Legros.
4.	Huguenot.	1.	Lheureux.
4.	Hynart.	1.	Laurent. 2.ᵉ
2.	Jolibois.	1.	Lavoyepierre.
2.	Jacoux.	2.	Lebrun.
2.	Jourdain.	2.	Legrand.
3.	Juftice.	2.	Londe.
3.	Jomard.	2.	Laurent. 3.ᵉ
3.	Jacob.	2.	Leclerc.
4.	Jacquet.	2.	Langlois.
4.	Kanegieffer.	2.	Laurent. 4.ᵉ

Exercices.	Noms des Élèves.	Exercices.	Noms des Élèves.
2.	Lecœur *l'aîné*.	1.	Ménage.
2.	Lenormand.	2.	Mercier.
2.	Lemaître.	1.	Manſſion.
3.	Lamine.	1.	Michel.
3.	Laignel.	1.	Moufle *l'aîné*.
3.	Lemoine.	1.	Mercier *l'aîné*.
3.	Luard.	1.	Mayer.
3.	Lafoſſe.	1.	Moriſſet.
3.	Lugué.	1.	Malliez.
3.	Lemaire.	1.	Mazzety.
4.	Lecomte.	2.	Monceaux.
2.	Langlois.	2.	Marchot.
3.	Leſage.	2.	Maurice.
3.	Laude.	2.	Mancel.
4.	Labarre.	2.	Maillard.
4.	Legras.	2.	Mortier.
4.	Lemaître.	2.	Mahieu.
4.	L'Étourneau.	2.	Moyaux.
4.	Leclerc.	4.	Mougeot.
1.	Lemagne.	2.	Morand.
3.	Lemaire.	3.	Marais.
1.	Lucet.	3.	Maugé.
1.	Michon.	3.	Morrier.

Exercices.	Noms des Élèves.
3.	Martin.
3.	Martin. 2.ᵉ
3.	Molot.
3.	Mauguy.
3.	Moify.
4.	Marié.
4.	Muzard.
4.	Maginot.
4.	Martin.
4.	Mathuis.
4.	Malade.
2.	Minier.
1.	Maille.
1.	Nagerard.
2.	Nepveu.
2.	Ouartel.
1.	Pouffant.
1.	Ponthon.
1.	Peliffier.
1.	Philippart.
1.	Perrin.
1.	Pion.
1.	Poupas.

Exercices.	Noms des Élèves.
1.	Prignot.
1.	Philipot.
1.	Poulain.
1.	Philippart.
1.	Pothier.
1.	Pelfrefne.
1.	Pigronier.
2.	Preffat.
2.	Prétreaux.
2.	Pignatel.
2.	Perot.
2.	Pellevrault
2.	Petit.
2.	Prizrembre.
3.	Potot.
3.	Parmentier.
3.	Paris.
3.	Parmentier *l'aîné*.
4.	Pietekin.
4.	Pamelart.
4.	Perrot.
4.	Poiré.
4.	Plet.

Exercices.	Noms des Élèves.	Exercices.	Noms des Élèves.
4.	Provance.	2.	Thevenin.
4.	Pollus.	2.	Toutain.
3.	Paris.	2.	Tahere.
2.	Pranpain.	2.	Teffier.
1.	Raynal.	2.	Thierry. 2.ᵉ
1.	Roffignol.	3.	Treftoudant.
2.	Rouffel.	3.	Treftoudant *l'aîné.*
2.	Regnault.	3.	Tardif *l'aîné.*
2.	Renard.	3.	Tardif *le cadet.*
2.	Ribault.	4.	Tucheret, *Censeur.*
2.	Rabier.	4.	Taffy.
2.	Rouget *l'aîné.*	3.	Tordeux.
2.	Rabier. 2.ᵉ	2.	Terré.
3.	Royer.	1.	Villard.
1.	Sourdeval.	2.	Villeret.
2.	Saint-Martin.	2.	Velaton.
2.	Sixdeniers.	2.	Vielle.
2.	Suffe.	2.	Volle.
3.	Sibille.	4.	Vara.
3.	Sibire.	4.	Vernet.
3.	Sedaine.	3.	Warion.
1.	Thierry.		
1.	Tramblay.		

FIGURES ET ANIMAUX.

MARDI & VENDREDI.

Exercices. Noms des Élèves.	Exercices. Noms des Élèves.
1. ARMAND.	2. Bardou.
1. Angomard.	2. Becasse.
1. Aublé.	2. Berrier.
1. Alavoine.	2. Baron.
2. Allain.	2. Bence.
2. Aleff.	2. Boulanger.
2. André.	2. Bureau.
2. Antoine.	2. Boudier.
3. Augé.	2. Bichebois.
4. Anovray.	2. Breuillard.
1. Bonnet.	3. Boussaingault.
1. Besson.	3. Blondeau.
1. Braudel.	3. Barrier.
1. Brigaudin.	3. Béziade.
1. Brochin.	3. Blin.
1. Berthelot.	3. Boyot.
1. Berthaud.	3. Bagemez.
1. Bluzard.	3. Buclin.

Exercices.	Noms des Élèves.	Exercices.	Noms des Élèves.
3.	Boniſſen.	2.	Canu.
3.	Bergonion.	2.	Canaple.
4.	Boucharainc.	2.	Calamard.
4.	Bournot.	2.	Chapſal.
4.	Beſt.	3.	Crepinet.
4.	Balduc.	3.	Croutaz.
4.	Bernard.	3.	Colas.
4.	Bellet.	3.	Courteille.
4.	Bourgeois.	3.	Couſſin.
4.	Boiſſat.	3.	Cordier.
3.	Baudinot.	4.	Creſſon.
3.	Bouſſard.	4.	Chatelain.
3.	Bailly.	4.	Chauvenet.
1.	Baquoy.	4.	Chamot.
2.	Blondis.	2.	Champeaux.
4.	Bezanſon.	1.	Chauvain.
2.	Chevenot.	2.	Crouy.
1.	Cailleux.	1.	Devauge.
1.	Carrangeot.	1.	Dumont.
1.	Chatelain.	1.	Dutail.
1.	Corniſſet.	1.	Dumay.
1.	Chamot.	1.	Dombey.
1.	De Chiffreville.	1.	Deſprez *l'aîné.*

Exercices.	Noms des Élèves.	Exercices.	Noms des Élèves.
1.	Dufour.	3.	Dhautel *l'aîné*.
1.	D'Orléans.	2.	Delaplace.
2.	Depreſſe.	1.	Fontaine.
2.	Dutoit.	1.	Fribourg.
2.	Dubois.	1.	Francey.
2.	Delaplace.	2.	Flon.
2.	Ducare.	1.	Famechon.
2.	Decreſſin.	1.	Frizelle.
2.	Durand.	1.	Foiſotte.
2.	Doyonard.	2.	Fromant.
2.	Davencens.	2.	Franckon.
3.	Douetil.	2.	Flerckman.
3.	Delfard.	2.	Foſſe. (la)
3.	Dey.	3.	Freſé.
3.	Dupré.	4.	Fauvet.
3.	Duparre.	4.	Foin.
3.	Deshayes.	4.	Foreſtier.
4.	Delaguerra.	3.	Fenin.
4.	Ducarre.	2.	Frederic.
4.	Durazot.	1.	Gouche.
4.	David.	1.	Gatt.
4.	Dupuis.	1.	Galmiche *l'aîné*.
1.	Dhautel *le cadet*.	1.	Gienelin.

Exercices.	Noms des Élèves.	Exercices.	Noms des Élèves.
1.	Galmiche *le cadet.*	1.	Haffenfratz.
1.	Gonchon.	1.	Huet.
1.	Gérard.	2.	Hornet.
1.	Goujon.	2.	Huguenin.
2.	Gérard.	2.	Huré.
2.	Galipe.	2.	Humaire.
2.	Garnier.	2.	Huffon.
2.	Gérard.	2.	Henry.
2.	Ginefte.	3.	Huffon.
3.	Goguely *le cadet.*	4.	Hue.
3.	Givry.	4.	Huot.
3.	Gratieux.	4.	Huguenot.
3.	Goguely *l'aîné.*	4.	Héloin.
3.	Gaigue.	1.	Herr.
3.	Gobertilet.	2.	Hubault.
4.	Gérard.	2.	Jourdain.
4.	Giffey.	2.	Joufte.
4.	Gonet.	2.	Jacquefon *l'aîné.*
4.	Guéneau.	2.	Jonnar.
4.	Guilliet.	3.	Juftice.
4.	Gauthier.	3.	Joubert.
1.	Gaudeffroy.	3.	Jomard.
1.	Hinfant.	3.	Juilliet.

Exercices.	Noms des Élèves.	Exercices.	Noms des Élèves.
1.	Marchal.	4.	Martin.
1.	Mayer.	4.	Marcault.
1.	Montalent.	3.	Maugglet.
1.	Ménage.	3.	Mazire.
1.	Mazzéty.	4.	Mesnil.
1.	Martin.	3.	Minier.
1.	Michon.	3.	Mongeot.
1.	Moufle.	1.	Migniard.
2.	Moyaux.	1.	Noël.
2.	Mancel.	3.	Nagérard.
2.	Morand.	1.	Pelfrene.
2.	Mortier.	1.	Philippart.
2.	Morisset.	1.	Pelissier.
2.	Motot.	1.	Philipeaux.
2.	Moblond.	1.	Périn.
2.	Maurice.	1.	Prignot.
3.	Maget.	1.	Poulain.
3.	Moisy.	1.	Ponthon.
3.	Martin.	1.	Pierre.
3.	Marais.	1.	Pigronier.
4.	Mathias.	1.	Philippart *l'aîné.*
4.	Maginot.	2.	Poulet.
4.	Michel.	2.	Perrot.

Exercices.	Noms des Élèves.	Exercices.	Noms des Élèves.
2.	Pothier.	1.	Rabier.
2.	Pellevrault.	1.	Rouget.
2.	Petitpré.	2.	Rouffel.
2.	Petit.	2.	Royer.
2.	Poiré.	4.	Rigonnet.
2.	Prétreaux.	4.	Regnault *l'aîné.*
2.	Paris.	4.	Richard.
3.	Pignatel.	2.	Ruault de Bau-
3.	Petit.		lieu.
3.	Potot.	2.	Sténiére.
3.	Parmentier *l'aîné.*	1.	Salandrons.
3.	Parmentier *le cadet.*	1.	Sourdeval.
3.	Pinet.	2.	Sedaine.
4.	Plet.	2.	Saint-Martin.
4.	Perret.	3.	Silvy.
4.	Provence.	2.	Suffe.
4.	Philippart.	2.	Sixdeniers.
1.	Pietekin.	2.	Serenne.
3.	Paris.	1.	Toulaen.
2.	Poupas.	1.	Trucheret.
1.	Raynal.	2.	Thevenin.
1.	Riel.	2.	Thierry.
		2.	Tahere.

Exercices.	Noms des Élèves.	Exercices.	Noms des Élèves.
3.	Theineven.	2.	Villeret.
2.	Terré.	2.	Vara.
3.	Thiroux.	2.	Volle.
3.	Treftoudant l'aîné.	2.	Werquin.
3.	Treftoudant le cadet.	3.	Wirt.
3.	Tauvel.	3	Verrier.
3.	Titot.	3.	Verelle.
1.	Vignon.	4.	Vanier.
2.	Vieille.	4.	Valemont.
		2.	Zimmermain.

ORNEMENS ET FLEURS.

MERCREDI & SAMEDI.

Exercices.	Noms des Élèves.	Exercices.	Noms des Élèves.
1.	ANGOMARD.	3.	Augé.
1.	Alavoine.	4.	Allenet.
1.	Aublé.	1.	Beffon.
1.	Allain.	1.	Boyer.
2.	Amandry.	1.	Brochin.
2.	André.	1.	Berthuad.
2.	Antoine.	1.	Bignon.
		1.	Brian.

Exercices.	Noms des Élèves.	Exercices.	Noms des Élèves.
1.	Brian.	3.	Bailly.
1.	Braudel.	4.	Bureau.
1.	Balez.	4.	Bellet.
2.	Berrier.	4.	Boulanger.
2.	Becasse.	4.	Bigot.
2.	Boudier.	4.	Blost.
2.	Blanselme.	4.	Boussaingault.
2.	Breuillard.	4.	Bernard.
2.	Boyer.	4.	Boucharainc.
2.	Bichebois.	4.	Bardou.
2.	Blin.	4.	Bachelier.
2.	Berg.	4.	Battas.
2.	Bence.	4.	Bournot.
3.	Bonnet.	4.	Balduc.
3.	Boussard.	2.	Bachard.
3.	Béziad.	1.	Boucher.
3.	Bonissen.	4.	Boissat.
3.	Bergognion.	3.	Baudinot.
3.	Barrié.	1.	Baquoy.
3.	Blondeau.	2.	Blondis.
3.	Buclin.	3.	Bezanson.
3.	Buisson.	1.	Chamot.
3.	Boudin.	1.	Cailleux.

Exercices.	Noms des Élèves.	Exercices.	Noms des Élèves.
1.	Collet.	2.	Chauvenet.
2.	Croisey.	3.	Champeaux.
2.	Clément.	1.	Chauvain.
2.	Chapsal.	2.	Chevenot.
2.	Calamard.	1.	D'orléans.
2.	Cottin.	1.	Duteil.
2.	Crouy.	1.	Delaplace.
2.	Canaple.	1.	Ducarre.
2.	Canu.	1.	Desbordes.
3.	Cresson.	1.	David.
3.	Colas.	1.	Deschamps *l'aîné*.
3.	Clouet.	1.	Desprez *l'aîné*.
3.	Cristophe.	1.	Delagorsse.
3.	Crinon.	1.	Desprez *le cadet*.
3.	Carraque.	1.	Dumay.
3.	Chéry.	1.	Dupuis.
3.	Crépinet.	1.	Deschamps.
3.	Courteille.	2.	Doyonnard.
4.	Cabot *l'aîné*.	2.	Durand.
4.	Cabot.	2.	Dubois.
4.	Colson.	2.	Depresse.
4.	Coutellier.	2.	Dutoit.
1.	Chatelain.	2.	Dufour.

Exercices.	Noms des Élèves.	Exercices.	Noms des Élèves.
2.	Dorius.	1.	Famechon.
3.	Deleau.	1.	Foisotte.
3.	Ducarre.	1.	Fontaine.
3.	Deshayes.	2.	Foin.
3.	Dey.	2.	Fribourg.
3.	Duparre.	2.	Fleury.
3.	Dusaut.	2.	Franckson.
3.	Dupré.	2.	Feval.
3.	Delsard.	2.	Froment.
4.	Douetil.	3.	Frechard.
2.	Delaplace.	4.	Fauvet.
4.	Desbœuf.	4.	Fiancette.
4.	Delaguerra.	4.	Fraizet.
4.	Delbassée.	2.	Frédéric.
2.	Duverny.	1.	Guinot.
4.	Dhautel.	1.	Goubron.
1.	Darnault.	1.	Georget *l'aîné.*
3.	Décressins.	1.	Gascogne.
1.	Éhermann.	1.	Georget *le cadet*
1.	François.	1.	Galmiche *l'aîné.*
1.	Fucy.	1.	Giénelin.
1.	Fromont.	1.	Garnesson.
1.	Flon.	1.	Gouche.

Exercices.	Noms des Élèves.	Exercices.	Noms des Élèves.
1.	Galmiche *le cadet.*	1.	Herr.
2.	Gonet.	1.	Hénain.
2.	Garnier.	1.	Hinfaut.
2.	Gérard.	2.	Huré.
2.	Girard.	2.	Haffenfratz.
2.	Ginefte.	2.	Henry.
2.	Gérard.	2.	Hurfon.
3.	Goberdelet.	2.	Henry.
3.	Goguely *l'aîné.*	2.	Humaire.
3.	Graindorge.	3.	Heremberger.
3.	Gayne.	3.	Huffon.
3.	Givry.	3.	Hornet.
3.	Goguely.	3.	Huguenin.
3.	Guillot.	4.	Huot.
3.	Gruere.	4.	Héloin.
4.	Gérard.	4.	Huë.
4.	Guillaumot.	4.	Hecquenot.
4.	Galipe.	4.	Hinart..
4.	Guilliet.	2.	Hubault.
2.	Gauthier de Chiffreville.	2.	Jourdain.
1.	Gaudeffroy.	3.	Juftice.
2.	Gira.	4.	Jonnat.
		4.	Jacob.

Exercices.	*Noms des Élèves.*	*Exercices.*	*Noms des Élèves.*
4.	Jacques.	3.	Lamine.
1.	Lacour.	3.	Lemaire.
1.	Lemagne.	3.	Lemaître.
1.	Letelier.	3.	Luard.
1.	Laurant.	3.	Lafoſſe.
1.	Lucet.	3.	Liégué.
1.	Lhotellier.	3.	Langlois.
1.	Legros.	3.	Lecoupt.
1.	Laurant.	4.	Londe.
1.	Lecointe.	4.	Leſage.
1.	Leblanc.	3.	Larouſe.
1.	Lemoine.	3.	Laudé.
1.	Laferté.	4.	Lépine.
1.	Lebrun.	4.	Laurant.
1.	Lheureux.	4.	Legras.
2.	Lebrun.	4.	Leclerc.
2.	Laurent.	4.	Lacorné.
2.	Leroux.	4.	Lecomte.
2.	Leneveu.	4.	Létourneau.
2.	Londe.	4.	Lordereau.
2.	Lapoſtole.	3.	Lemoine.
2.	Laurant.	4.	Landron.
2.	Legrand.	1.	Lelièvre.

Exercices.	Noms des Élèves.	Exercices	Noms des Élèves.
2.	Minier.	3.	Maget.
1.	Marchand.	3.	Maillard.
1.	Moify.	3.	Marais.
1.	Michon.	3.	Moify.
1.	Moify.	4.	Morrier.
1.	Malliez.	4.	Maginot.
1.	Marchal.	4.	Mathias.
1.	Mayer.	4.	Mauguit.
1.	Ménage.	4.	Martin.
1.	Montpellier.	3.	Mefnil.
2.	Maurice.	1.	Mazzety.
2.	Mortier.	1.	Nagérard.
2.	Moyeux.	1.	Offener.
2.	Mercier *l'aîné.*	1.	Pion.
2.	Mercier *le cadet.*	1.	Philippart.
2.	Moriffet.	1.	Péliffier.
3.	Mongeot.	1.	Perrin.
2.	Muzard.	1.	Profit.
3.	Morand.	1.	Pelfrefne.
3.	Moifard.	1.	Philippart.
3.	Maugglet.	1.	Poulain.
3.	Martin.	2.	Pefon.
3.	Maille.	2.	Poulet.

Exercices.	*Noms des Élèves.*		*Exercices.*	*Noms des Élèves.*
2.	Ponthon.		2.	Pollus.
2.	Pſzirembel.		1.	Paris.
2.	Pothier.		2.	Poupas.
2.	Pelleverault.		4.	Queneſcourt.
2.	Petit.		1.	Raynal.
2.	Perrot.		1.	Rielle.
2.	Pigronier.		1.	Rouſſel.
2.	Prétreaux.		1.	Roſſignol.
2.	Perrot.		1.	Rouget *l'aîné.*
3.	Paris.		3.	Rabier.
3.	Parmentier *l'aîné.*		2.	Renard.
3.	Petit.		2.	Rabier.
3.	Pignatel.		3.	Richard.
3.	Parmentier *le cadet.*		4.	Rouſſeau.
			3.	Ramaſeille.
3.	Potot.		1.	Simon.
4.	Peret.		2.	Sexdinier.
4.	Pregnot.		2.	Suſſe.
4.	Provance.		2.	Steniere.
4.	Philippart.		2.	Sourdeval.
4.	Pinet.		2.	Sevinne.
4.	Plet.		3.	Silvy.
4.	Praupain.		3.	Saint-Martin.
3.	Pieſſe.		3.	Sédaine.

Exercices.	Noms des Élèves.	Exercices.	Noms des Élèves.
3.	Sibire.	3.	Tecquet.
4.	Schultes.	3.	Teffier.
4.	Schnabel.	4.	Theineven.
1.	Tramblay.	1.	Terré.
1.	Trucheret.	1.	Vignole.
1.	Tomas.	1.	Vignon.
1.	Toutain.	2.	Verelle.
2.	Thévenin.	2.	Vara.
2.	Tahere.	2.	Volle.
2.	Tardif.	2.	Villeret
2.	Truffaut.	2.	Vieille.
2.	Titot.	2.	Villeneuve.
3.	Treftoudant *l'aîné.*	3.	Vallet.
		4.	Valmont.
3.	Treftoudant *le cadet.*	2.	Werguin.
		3.	Wirt.

On n'a point compris dans la préfente Lifte les Élèves qui fe font abfentés pendant les deux derniers mois du quartier, & qui, conformément aux Règlemens, doivent fe faire infcrire de nouveau, ni les Élèves qui fe préfentent journellement.

Nota. Dans la Lifte des Élèves couronnés, les lettres *G. P.* défignent *grand prix.*

ÉCOLES ROYALES GRATUITES DE DESSIN.

Fondation de Madame VICTOIRE.

LE sieur *Jean-Pierre Breval*, natif de *Paris*, âgé de douze ans, demeurant chez son Père, *rue Saint-Honoré près la rue des Poulies*, est admis aux Exercices les Lundi & Jeudi à sept heures, aux conditions de se soumettre aux règlemens de l'École. Le présent certificat sera renouvelé *gratis* tous les trois mois, pour être envoyé aux parens, pour servir à constater l'assiduité de l'Élève.

QUANTIÈMES DU QUARTIER.

1783.
JANVIER. 1,2,3,4,5,6,7,8,9,10,11,12,13,14,15,16,17,18,19,20,21,22,23,24,25,26,27,28,29,30,31.
FÉVRIER. 1,2,3,4,5,6,7,8,9,10,11,12,13,14,15,16,17,18,19,20,21,22,23,24,25,26,27,28,29,30,31.
MARS.. . 1,2,3,4,5,6,7,8,9,10,11,12,13,14,15,16,17,18,19,20,21,22,23,24,25,26,27,28,29,30,31.

Explication des barres.

Cette forme désigne l'absence **/.** sur le quantième de chaque mois.

Celle-ci le mécontentement **|.** *Idem.*

Les Parens sont instamment priés, ainsi que les Maîtres, de veiller avec attention sur l'assiduité de ceux dont ils sont chargés, en examinant leurs jetons chaque jour; prendre garde que le lundi ils doivent leur rapporter un jeton du lundi, ainsi des autres jours de la semaine; & d'avertir, dans le cas de maladie, de voyage, de déménagement, & lorsqu'ils renonceront aux Écoles; & de passer, tous les mois, pour s'informer des progrès de ceux qui les intéressent, chez M. BACHELIER, *Directeur,* rue des Cordeliers, au Chef-lieu.

A la fin de chaque mois le Directeur avertit encore les Parens, des absences des Élèves quand elles vont jusqu'à trois.

SUPPLÉMENT à la Liste des Fondateurs.

Madame la Duchesse DE POLIGNAC.

ERRATA.

Page *13*, à la forme d'un des deux jetons, Deffein ; *lifez* Deffin.

23, *ligne* *10*, adopter ; *lifez* adapter.

24, *ligne* *12*, adoptée ; *lifez* adaptée.

25, *ligne* *6*, la Bourlerie ; *lifez* la Bourrelerie.

Idem, à la dernière ligne, & ; *lifez* ce.

29, *ligne* *21*, Directeurs ; *lifez* Directeur.

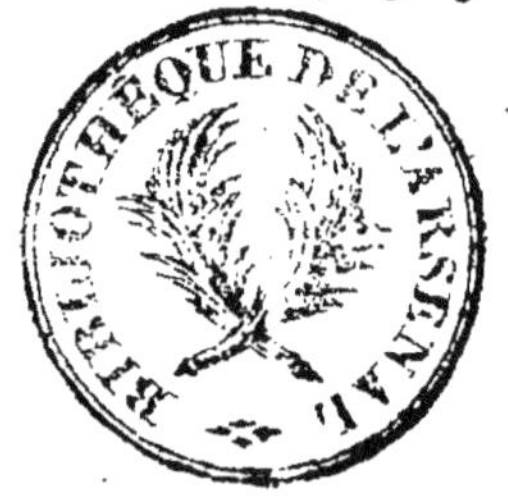